BEI GRIN MACHT SICH IHR WISSEN BEZAHLT

AF130567

- Wir veröffentlichen Ihre Hausarbeit, Bachelor- und Masterarbeit

- Ihr eigenes eBook und Buch - weltweit in allen wichtigen Shops

- Verdienen Sie an jedem Verkauf

Jetzt bei www.GRIN.com hochladen und kostenlos publizieren

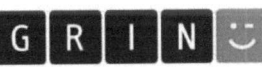

Strategischer Wandel bei der Gesundheits- und Medizintechnik AG. Strategische Unternehmensführung

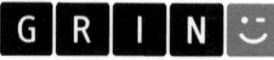

Bibliografische Information der Deutschen Nationalbibliothek:

Die Deutsche Nationalbibliothek verzeichnet diese Publikation in der Deutschen Nationalbibliografie; detaillierte bibliografische Daten sind im Internet über http://dnb.d-nb.de abrufbar.

ISBN: 9783389024065
Dieses Buch ist auch als E-Book erhältlich.

Druck und Bindung: Books on Demand GmbH, Norderstedt Germany
Gedruckt auf säurefreiem Papier aus verantwortungsvollen Quellen

Das vorliegende Werk wurde sorgfältig erarbeitet. Dennoch übernehmen Autoren und Verlag für die Richtigkeit von Angaben, Hinweisen, Links und Ratschlägen sowie eventuelle Druckfehler keine Haftung.

Das Buch bei GRIN: https://www.grin.com/document/1460011

Deutsche Hochschule für
Prävention und Gesundheitsmanagement

Hausarbeit

Studiengang	**M.A. Prävention und Gesundheitsmanagement**
Studienmodul	**Strategische Unternehmensführung II**
Aufgabe	**Strategischer Wandel bei der Gesundheits- und Medizintechnik AG**

Inhaltsverzeichnis

1 Bodo Müllers Plan

Bodo Müller ist Marketing Direktor im Bereich Vertrieb des fiktiven österreichischen Unternehmens Gesundheits- und Medizintechnik AG in Deutschland und hat aufgrund des sich ändernden Kaufverhaltens der Zielgruppe und Veränderungen im deutschen Markt die Strategien des Unternehmens angepasst. Die Gesundheits- und Medizintechnik AG ist einer der bedeutendsten Lieferanten für Medizingeräte und besitzt 30% der Marktanteile in Deutschland. Die nachfolgende Arbeit befasst sich mit der Analyse der von Bodo Müller initiierten Veränderungen der Unternehemnsstrategie.

1.1 Gründe für den Wandel

In diesem Kapitel werden drei Gründe für den Wandel des Unternehmens dargestellt und beschrieben.

(1) Verlagerung des Kaufverhaltens: In der Vergangenheit waren Krankenhausärzte Entscheidungsträger hinsichtlich des Einkaufs technischer Ausstattung des Krankenhauses, was sich aufgrund ökonomischer Gründe gewandelt hat. Die Krankenhausadministration und die Einkaufsabteilung nehmen zunehmend Einfluss auf die Kaufentscheidungen, was die Möglichkeiten des Vertriebs mit dem jetzigen Konzept limitiert.

(2) Geringe staatliche Finanzierung: Durch die geringe staatliche Förderung von Krankenhäusern werden zwecks der Kostenreduktion bereits gekaufte Geräte tendenziell instandgehalten anstatt sie mit qualitativ höherwertiger Ausstattung zu ersetzen.

(3) Geringe Wachstumsraten: Dem deutschen Markt ist als drittgrößter Markt eine hohe Signifikanz zuzusprechen, dennoch ist das Wachstum gering. Gründe dafür sind eine geteilte politische Meinung über die Erhöhung der Gesundheitsausgaben, ein hohes Ausgabenniveau im Bereich medzinischer Geräte und ein geringes Bevölkerungs- und BIP-Wachstum

1.2 Aspekte des Strategiewandels

Um weiterhin wirtschaftlich erfolgreich zu sein plädiert Bodo Müller für einen Strategiewechsel. Anstatt sich wie bisher an den Bedürfnissen der Krankenhausärzte zu orientieren, soll der Fokus viel mehr auf die Bedürfnisse des C-Level Managements (CEO, CFO, CIO) des Krankenhauses gelegt werden, was ebenso die Anpassung der Produktlinien umfasst.

Durch Beobachtungen und Analysen der Marktsituation entnimmt Bodo Müller, dass die Gesundheits- und Medizintechnik AG ganzheitliche Lösungen anbieten muss, die die Effizienz der Krankenhäuser steigern. Neue Zielgruppen besitzen andere Bedürfnisse, die es zu erfüllen gilt.

Nach der Präsentation der gesammelten und ausgewerteten Tabellen und Grafiken vor dem Marketing-Board, das vierteljährig tagt, gründet Bodo Müller ein geschäftsübergreifendes Projekt, das sich speziell auf das C-Level-Marketing konzentriert. Mit der Zusammenarbeit möchte er die Unterstützung aller Unternehmenseinheiten sowie monetäre Mittel für das Marketing erhalten und diese zum Vorteil für die Gesundheits- und Medizintechnik AG nutzen.

1.3 Barrieren und Widerstände

In diesem Kapitel werden Wiederstände und vier mögliche Barrieren dargestellt und beschrieben.

(1) Ressourcenmangel: Durch die Neuausrichtung des Marketings und der Umstrukturierung der Produktlinien entsteht ein erhöhter finanzieller und personeller Aufwand, der kompensiert werden muss. Stehen diese Ressourcen nicht zur Verfügung, kann die Umsetzung nur zum Teil oder im schlimmsten Fall gar nicht erfolgen.

(2) Verständnisprobleme der Strategie: Damit das Vorhaben gelingen kann, ist eine klare Kommunikation zwischen allen Beteiligten notwendig. Es muss eine aktive Auseinandersetzung mit den geplanten Inhalten erfolgen, damit die Mitarbeiter die umzusetzenden Maßnahmen verstehen.

(3) Fehlende Anteilnahme: Im ersten von Bodo Müller initiierten Kick-Off Meeting ist nur die Hälfte der eingeladenen Gäste erschienen. Einige der Personen, die den Termin wahrgenommen haben, erweckten den Anschein als seien sie ungerne an dem Projekt beteiligt. Dies ist als Widerstand zu werten, da die Bereitschaft, Energie und Fokus in das Projekt zu investeiren, nicht allzu groß erscheint.

(4) Widerspruch: Trotz der stabilen wirtschaftlichen Lage des Unternehmens gibt es Potenzial für Verbesserungen, über die aufgrund unter Anderem Betriebsblindheit hinweg gesehen wird. Einige Mitarbeiter können die Bestrebungen Müllers nicht nachvollziehen und sehen die Dringlichkeit der Maßnahmen nicht, denn ihrer Ansicht nach macht es keinen Sinn, sich strategisch neu auszurichten.

2 Change Management

Change Management beschreibt die Planung und Durchführung aller Maßnahmen, die alle involvierten Personen eines Unternehmens auf zukünftige Prozessveränderungen im Unternehmen vorbereiten (Stolzenberg & Herbele, 2023).

2.1 Gründe für Scheitern

John Kotter entwickelte in den 90er-Jahren sein 8-Stufen Modell, um den Ablauf eines erfolgreichen Change Managements darzustellen und erklärt mit ihm, welche Prozesse durchlaufen werden müssen, um eine Strategie erfolgreich umzusetzen (Kotter, 2009).

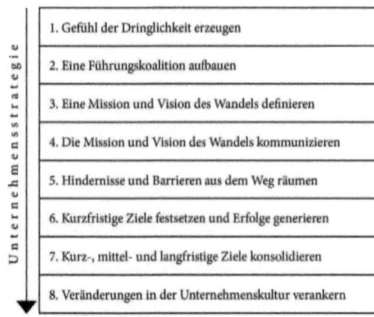

	1. Gefühl der Dringlichkeit erzeugen
	2. Eine Führungskoalition aufbauen
	3. Eine Mission und Vision des Wandels definieren
	4. Die Mission und Vision des Wandels kommunizieren
	5. Hindernisse und Barrieren aus dem Weg räumen
	6. Kurzfristige Ziele festsetzen und Erfolge generieren
	7. Kurz-, mittel- und langfristige Ziele konsolidieren
	8. Veränderungen in der Unternehmenskultur verankern

Abb. 1: 8-Stufen Modell nach Kotter (nach Helmold, 2023, S.23).

Bodo Müllers Change Management könnte aufgrund folgender vier Gründe scheitern:

(1) Zu viel Selbstgefälligkeit: Zur Umsetzung eines Strategiewechsels bedarf es der Bereitschaft der Entscheider und der Mitarbeitenden, gemeinsam an diesem Vorhaben zu arbeiten. Es muss Dringlichkeit und ein Bewusstsein für die Notwendigkeit des Wandels herbeigeführt werden (Reisinger, Gattringer & Streht, 2013, S.190). Bei dem Kick-Off Meeting schaffte Bodo Müller es allerdings nicht, die Vizepräsidenten vollends zu überzeugen und generell war die Teilnahme der Belegschaft an diesem Meeting sehr gering.

(2) Absenz einer ausreichend starken Führungskoalition: Einer der Zwecke des Kick-Off Meetings war es, Mitarbeiter für eine Arbeitsgruppe zusammenzustellen, die in allen Bereichen des Unternehmens aktiv sind. Die eingeladenen Gäste, die das Meeting wahrgenommen haben, waren subjektiv empfunden ungerne Teil davon. Es fühlt sich keiner zuständig. Dadurch ist es Bodo Müller nicht gelungen, eine starke Führungskoalition zu gründen.

(3) Unterschätzte Kraft der Vision: In dem dritten Schritt des 8-Stufen-Modells von Kotter soll ein Ziel und eine Strategie formuliert werden (Reisinger et al., 2013, S.190), die wiederum als Basis für das weitere Vorgehen dienen. Eine korrekte Zielformulierung besteht immer aus dem Inhalt, dem Ausmaß und dem zeitlichen Rahmen (Weber & Kabst, 2006, S.149ff). Bodo Müllers Aussage „Es muss etwas unternommen werden" ist nicht demnach präzise genug, um als eine angemessene Planung für ein zukünftiges Vorhaben zu fungieren.

(4) Mangelnde Kommunikation der Vision: Um die Vision ausreichend greifbar, verständlich und inspirierend mitteilen zu können, muss sie dementsprechend vermittelt werden (Diehl, 2023). Die Reaktion der Vizepräsidenten repräsentiert eine nicht vorhandene Akzeptanz und ein mangelndes Verstädnis der Dringlichkeit des Vorhabens Müllers.

2.2 Veränderungen meistern

Auf Basis des 8-Stufen Modells von Kotter wurde das Modell der 8-Beschleuniger aufgebaut, das die Rahmenbedingungen für die Umsetzung von Change-Projekten veranschaulichen soll.

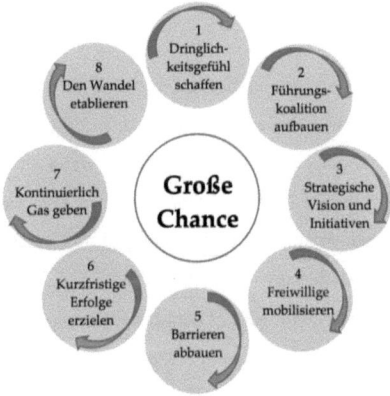

Abb. 2: 8-Beschleuniger Prozesse (nach Kotter, o.J.)

Damit das Vorhaben erfolgreich umgesetzt werden kann, müssen fünf Prinzipen bestehen, die in der nachfolgenden Tabelle genannt werden.

Tab. 1: Prinzipen des 8-Beschleuniger Modells

Prinzip 1	Mehrere Personen aus diversen Bereichen des Unternehmens sollen beteiligt sein.
Prinzip 2	Intrinsischer Antrieb der Mitarbeiter soll das Unternehmen zu einer besseren Stellung zu bewegen.
Prinzip 3	Emotionale Teilhabe der Mitarbeiter.

Prinzip 4	Entwicklung einer Vision und die Unterstützung der Mitarbeiter unabhängig der Barrieren.
Prinzip 5	Harmonisierung der Systeme Hierarchie und Netzwerk.

In Bezugnahme auf Abbildung 2 werden im Folgenden die einzelnen Beschleuniger beschrieben und jeweils eine Handlungsempfehlung für Bodo Müller dargestellt.

(1) Dringlichkeitsgefühl schaffen: Damit die Veränderungen erfolgreich umgesetzt werden können, muss ein Großteil der Mitarbeiter die angestrebten Prozesse verstehen und sich klar positiv hinter ihnen platzieren. Ein kollektives Bewusstsein für die Chancen und Risiken des Bestrebens macht den Wandel der Strategie für die Belegschaft attraktiv (Diehl, 2023). Dies ist besonders wirkungsvoll, wenn auch an die Emotionen der Mitarbeiter appelliert wird (Gökce, 2014). Es wäre für Bodo Müller sinnvoller gewesen, neben den Vizepräsidenten ebenso andere Entscheidungsträger und wichtige Personen für das Kick-Off Meeting einzuladen.

(2) Führungskoalition aufbauen: Es ist elementar, eine Führungskoalition aus Mitarbeitern aus allen Bereichen des Unternehmens zusammen zu stellen, welche zudem ein identisches und sich stark ähnelndes Bewusstsein für den Wandel haben (Gökce, 2014). Für die Mitglieder einer erfolgreichen Führungskoalition sind eine ausreichende Qualifikation, Vertrauen, Überzeugungsfähigkeit und im optimalfall Entscheidungsmacht voraussetzend (Boyd, 2020). Anstelle eine Vielzahl potentieller Mitarbeiter für die Arbeitsgruppe einzuladen, sollte sich Bodo Müller darauf beschränken, nur handverlesene Mitarbeiter mit den genannten Voraussetzungen einzuladen.

(3) Strategische Vision und Initiativen: Nach Diehl (2023) muss für ein erfolgreiches Change-Management innerhalb der Führungskoalition eine Vision formuliert und eine Strategie entwickelt werden. Bodo Müller beschränkte sich bei dem Meeting jedoch nur auf die Präsentation seiner Grafiken und Tabellen, was wiederum auf Ablehnung seitens der Vizepräsidenten traf.

(4) Freiwillige mobilisieren: Die Mobilisierung von Freiwilligen geht mit der Kommunikation der Vision und Strategie einher. Mitarbeiter arbeiten ineffektiv, wenn sie innerhalb eines limitierenden Rahmens unter streng hierarchischen Strukturen arbeiten müssen. Es kann das Gefühl aufkommen, nicht in der Arbeitsgruppe wilkommen zu sein oder mit

neuen Ideen auf Ablehnung zu stoßen (Kotter, 2015, S.90). Bodo Müller sollte die Teilnahme an der Arbeitsgruppe auf freiwilliger Basis ermöglichen.

(5) Barrieren abbauen: Nach Diehl (2023) sind Barrieren ein Teil jeder Veränderung, welche in verschiedenen Formen auftreten können. Barrieren gilt es es ernst zu nehmen und sich mit ihnen auseinanderzusetzen, denn sie sind Hinweise auf etwas, was Mitarbeiter wahren wollen. Damit diese möglichst reduziert werden, ist es notwendig, die betrieblichen Strukturen an die neu entwickelte Vision anzupassen, um somit den Mitarbeitern Handlungsfähigkeit zu ermöglichen (Gökce, 2014). Das Misstrauen der Vizepräsidenten und ihre fehlende Bereitschaft ein Budget für die Veränderung zu stellen sind Barrieren, die Bodo Müller ignoriert hat.

(6) Kurfristige Erfolge erzielen: Die Motivation der Beteiligten kann fortlaufend maximiert werden, wenn kleine Erfolge erzielt und diese wertgeschätzt werden (Gökce, 2014). Wird diese Maßnahme umgesetzt, kann das Vertrauen in die Veränderung gestärkt werden (Diehl, 2023). Drei Moante nach dem ersten Meeting berichtet Bodo Müller über geringe Erfolge der Arbeitsgruppe ohne diese klar zu nennen und zu würdigen.

(7) Kontinuierlich Gas geben: Das Momentum hinsichtlich der Motivation kann durch die kleinen Erfolge genutzt werden, um weiterhin mit hoher Effektivität an dem Gesamtprozess der Veränderung zu arbeiten (Diehl, 2023). Anstelle sich durch die negative Reaktion der Vizepräsidenten irritieren zu lassen, hätte Bodo Müller nicht aufhören dürfen, den Fortschritt voranzutreiben.

(8) Den Wandel etablieren: Ist der Wandel vorangeschritten, so gilt es ihn in der Unternehmenskultur und den Strukturen zu festigen und zu manifestieren (Diehl, 2023). Die Zuversicht aller Mitarbeiter und der Glaube an eine erfolgreiche Umsetzung des Konzepts sind dabei Schlüsselelemente (Gökce, 2014). Der Wandel, der ursprünglich als Projekt begann, muss langfristig in das Unternehmen integriert werden, da es nur dann als Erfolg gewertet werden kann. Bodo Müller hat es nicht zu diesem Punkt geschafft.

3 Strategieimplementierung

Die Strategieimplementierung ist ein Bestandteil des strategischen Managementprozesses. Aufbauend auf konkreten Maßnahmen dient sie zur Vorbereitung des Change Managements mit der darauf folgenden Umsetzung. Sie umfasst sämtliche Prozesse, die für die Absicherung, Umsetzung und Durchsetzung einer Strategie relevant sind (Controlling-Wiki, 2019). Im unternehmerischen Kontext wird zwischen der Durchsetzungs- und der Umsetzungsphase unterschieden.

3.1 Durchsetzung

Im Fokus der Strategiedurchsetzungsphase stehen primär verhaltensbezogene Aufgaben, um die aktive Unterstützung und eine Basis von Verstädnis aller beteiligten Mitarbeiter zu schaffen (Kaplan, Norton & Horváth, 2001, S.12). Nur so können die Mitarbeiter die Strategie verinnerlichen, sodass der Erfolg der Umsetzung gesichert ist (Kaplan et al., 2001, S.13).

Die nachfolgende Tabelle beschreibt die zu beachtenden und durchzuführenden Maßnahmen einer erfolgreichen Durchsetzungsphase.

Tab. 2: Verhaltensbezogene Aufgaben der Durchsetzungsphase (eigene Darstellung)

(1) Vermittlung der Strategie	(2) Einweisung und Schulung	(3) Schaffung eines strategiebezogenen Konsens
Kommunikation der Strategie & Schaffung von Akzeptanz in einem Meeting	Lern- und Forbildungsangebote für die Mitarbeiter kreieren	Ausbau von gemeinsamer Zielformulierung und kommunikative Kooperation

Im Falle Bodo Müllers wäre es besser gewesen, er hätte ein Meeting anstelle eines nüchternen Vortrages organisiert, denn in einer offenen Diskussion ist der kommunikative Konsens gewährleistet. Zudem ist es im Gespräch möglich, die Mitarbeiter auf einer emotionalen Ebene anzusprechen und sie für sich zu gewinnen.

Das Schulungsangebot in Form von beispielsweise Seminaren soll die Mitarbeiter für den Wechsel sensibilisieren und eine Verständnisgrundlage schaffen. Durch eine erfolgreiche Kommunikation der Inhalte und des Umfangs des Strategiewechsels können Barrieren abgebaut und der emotionale Zugang der Mitarbeiter leichter erreicht werden.

Um zu verhindern, dass die Zielsetzungen der einzelnen Abteilungen untereinander in Konflikt mit der Zielsetzung des Strategiewechsels geraten, bedarf der Ausarbeitung eines strategiebezogenen Konsens. Es muss ein Rahmen geschaffen werden, der vorgibt, wie mit contrairen Zielsetzungen umgegangen wird.

3.2 Umsetzung

Im Fokus der Umsetzungsphase stehen primär sachbezogene Aufgaben. Ihre Ziele sind die Optimierung der Prozesse und die Gewährleistung reibungsloser Abläufe, genau genommen durch „die Ausrichtung strategiebezogener Erfolgsfaktoren, die Spezifikation von Strategien und die Formulierung von Maßnahmeprogrammen" (Corsten & Corsten, 212, S.209).

Die nachfolgende Tabelle visualisiert mögliche Maßnahmen im Rahmen der Umsetzungsphase:

Tab. 3: Maßnahmen der Umsetzungsphase (eigene Darstellung)

(1) Transformation	(2) Anpassung der Unternehmenspotentiale	(3) Motivierung & Mobilisierung der Mitarbeiter
Zusammenstellung einer Arbeitsgruppe mit den in Tabelle 1 genannten Charakteristika	Einführung von Sprints und wöchtenlichen Review Meetings	Verbesserung der Mitarbeitermotivation mithilfe einer neuen Vision und somit angepasster Unternehmenskultur

Die Maßnahmen zur Transformation, zur Anpassung der Unternehmenspotentiale und zur Motivierung sowie Mobilisierung der Mitarbeiter sind ein möglicher Schritt zur Umsetzung der neuen Strategie von Bodo Müller.

4 Balanced Scorecard

Das Kapitel 4 dieser Arbeit befasst sich mit der Implementierung von Bodo Müllers Strategie anhand des Vorgehens mit dem Konzept der Balanced Scorecard.

Die Balanced Scorecard ist ein Tool zur Steuerung, Planung und Umsetzung von Strategien, das die verschiedenen Ziele des Unternehmens durch die Festlegung von

Messgrößen quantifizierbar macht (Russel-Walling, 2007, S.8). Die Balanced Scorecard stellt in den Handlungsrahmen dar, in dem eine Strategie umgesetzt werden kann (Nagel & Wimmer, 2009, S.326).

Ihr Ziel ist es neben der Darstellung der unterschiedlichen Bereiche mit ihren Messgrößen und Zielen die Planung zu simplifizieren und Prozesse somit zu vereinfach beziehungsweise den Wandel so effizient wie möglich zu gestalten. Eine Besonderheit der Balanced Scorecard ist, dass die Zielsetzung des Unternehmens aus verschiedenen Perspektiven beleuchtet werden. Die Perspektiven der Balanced Scorecard mit Beispielen der Messgrößen werden vollständigkeitshalber in der nachfolgenden Grafik visuell dargestellt.

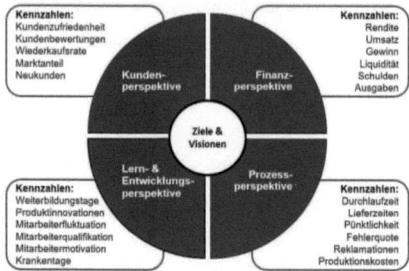

Abb. 3: Perspektiven der Balanced Scorecard den Kennzahlen (Mott, 2020)

4.1 Ursache-Wirkungskette

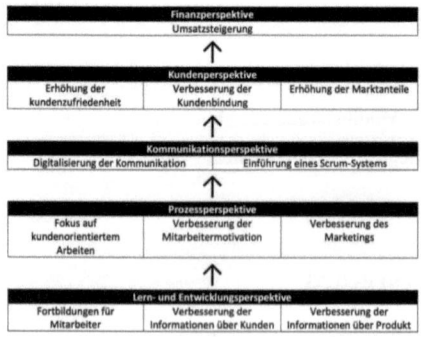

Abb. 4: Ursache-Wirkungskette der Gesundheits- und Medizintechnik AG (eigene Darstellung)

Die verschiedenen Perspektiven in der Ursache-Wirkungskette üben eine Wirkung aufeinander aus und bedingen sich gegenseitig. Am Ende der Kette steht das übergeordnete

Ziel, das Bodo Müller mit der Implementierung seiner Strategie erzielen möchte, nämlich die Steigerung des Umsatzes.

Im Bezug auf die aktuelle Situation der Gesundheits- und Medizintechnik AG ist der erste Schritt der Ausbau der Lern- und Entwicklungsperspektive mit der Begründung, dass das Unternehmen die Vision für den wirtschaftlichen Wandel neu auslegen muss. Dies gelingt durch die Edukation der Mitarbeiter und die intensivierte Akquise und Kommunikation von Informationen über die neue Zielgruppe und über die angebotenen Produkte.

Die Änderungen üben eine Wirkung auf die Prozessperspektive aus: Mitarbeiter sind durch die Fortbildungen höher qualifiziert und durch Vorzüge aus dieser Tatsache eher motiviert in dem Unternehmen zu arbeiten. Durch einen besseren Informationsfluss kann besser auf den Kunden eingegangen und das Marketing noch präziser gestaltet werden. Damit die Prozesse so effizient wie möglich ablaufen können, werden Kommunikationskanäle und -Wege digitalisiert und mithifle eines Scrum-Systems so effizient wie möglich gestaltet.

Die Gesundheits- und Medizintechnik AG kann durch höhere Mitarbeitermotivation, bessere Kommunikation und verbessertes Marketing besser auf die Kunden eingehen, was diese wiederum zufriedener macht, sie an das Unternehmen bindet und sie letztendlich zum Kauf der Geräte motiviert. Mit einer Erhöhung der Marktanteile generiert das Unternehmen Umsatz. An diesem Beispiel wird ersichtlich, dass die Veränderungen der einzelnen Perspektiven den Weg zur Erfüllung des übergeordneten Ziels beeinflussen.

4.2 Festlegung Ziele, Kennzahlen, Vorgaben und Maßnahmen

Tabelle 4 stellt ein Ziel, die dazugehörige Kennzahl, eine Vorgabe und eine Maßnahme für die fünf Perspektiven Finanzperspektive, Kundenperspektive, Kommunikationsperspektive, Prozessperspektive und Lern- und Entwicklingsperspektive dar.

Tab. 4: Operationalisierung der Strategie der Gesundheits- und Medizintechnik AG (eigene Darstellung)

	Ziel	Kennzahl	Vorgabe	Maßnahme
Finanzperspektive	Steigerung des jährlichen Umsatzes	Jährlicher Umsatz	20% Erhöhung des jährlichen Umsatzes	• Neukundenakquise • Anpassung der Produktlinien

	Ziel	Kennzahl	Vorgabe	Maßnahme
Kundenperspektive	Erhöhung der Attraktivität für Kunden	Kundenbindung & -fluktuation	Reduktion der jährlichen Kundenfluktuation um 10%	• Schulung des Personals & Verbesserung ihrer Qualifikation • Kundenbefragungen zu angebotenen Produkten und Dienstleistungen
Kommunikationsperspektive	Erhöhung der Effizienz der Kommunikation	Nutzung des Scrum Systems	80% der Mitarbeiter arbeiten nach 12 Monaten mit dem System	• Digitalisierung der Kommunikationskanäle • Ausbau der hausinternen Infrastruktur • Nutzung eines Scrum Systems
Prozessperspektive	Verbesserung der Mitarbeitermotivation	Anzahl Mitarbeiterbefragungen pro Jahr	4 Mitarbeiterbefragungen pro Jahr und Einrichtung eines Beschwerdemanagements	• Mitarbeiterbefragungen
Lern- und Entwicklungsperspektive	Mitarbeiterqualifikation steigern	Anzahl von absolvierten Fortbildungen	2 relevante Fortbildungen pro Mitarbeiter pro Jahr	• Volle Kostenübernahme der Fortbildungsmaßnahme • Organisation der Fortbildungsmaßnahme • Qualitätsmanagement hinsichtlich der Fortbildungen

5   Unternehmensethik

In dem folgenden Kapitel wird das deutsche FinTech Unternehmen Wirecard dargerstellt und hinsichtlich der ethisch-moralisch fragwürdigen Geschäftspraktiken sowie seinem Skandal aus dem Jahr 2020 präsentiert.

5.1   Praxisbeispiel

Die Wirecard AG ist ein DAX-geführtes Finanztechnologie-Unternehmen aus Deutschland, das nach einem multinationalen Skandal im Jahr 2020 einen Insolvenzantrag gestellt hat. Das Geschäftsmodell bestand darin, Dienstleistungen im Finanzsektor wie etwa Risikobewertung und -management und bargeldlose Transaktionen anzubieten. Es kam zum Vorschein, dass Bankguthaben nichtexistent und Umsatzerlöse vor allem der Tochterunternehmen in Asien stark manipuliert worden waren, was zur Folge hatte, dass sich innerhalb weniger Tage die Marktkapitalisierung von mehreren Milliarden Euro verflüchtigten und dies viele Anleger an den Rand ihrer finanziellen Existenz brachte (Karami, 2022, S.2-5).

5.2   Unternehmenswerte

Da die Website der Wirecard AG mittlerweile ausschließlich aus Infomaterial bezüglich des Insolvenzverfahrens besteht und keinerlei Inhalte über die Unternehmenskultur preisgegeben werden, werden die hier genannten Angaben zur Mission, Vision und den Grundwerten aus Sekundärquellen erhoben.

Tab. 5: Mission, Vision und Grundwerte der Wirecard AG (eigene Darstellung)

Mission	Vision	Grundwerte
„Our values and vision are also consistently mirrored in our company's strategic objectives. Besides ongoing innovation, these mainly include steadily broadening and honing our portfolio of	"We achieve this goal by settling for nothing less than top quality in all of the solutions we develop. And agility, passion and vision build the cornerstones of our sustainable, profit-oriented corporate	Qualität, Leidenschaft, Profitorientierung, Nachhaltigkeit, Geschicklichkeit, innovativ, kundenorientiert

Mission	Vision	Grundwerte
payment solutions and focusing on our customers." (Comparably Inc., o.J.)	growth." (Comparably Inc., o.J.)	

5.3 Wertebruch

Die Wirecard AG hat sich selbst als Vorreiter und Innovationstreiber im Bereich bargeldloser Transaktionen inszeniert und durch den Skandal ihre Kunden, ihre Geschäftspartner und die Öffentlichkeit getäuscht und betrogen. Ebenso gerieten hochrangige Politiker in den Verdacht, sich durch die Machenschaften der Wirecard AG bereichert zu haben.

Da unseriös mit den Geldern der Kunden und Investoren hantiert wurde, gab es einen starken Verstoß gegen den Wert Kundenorientierung. Die Bedürfnisse der Kunden wurden nicht ausreichend erfüllt. Im Vordergund stand in erster Linie die Profitabsicht und die Bereicherung des Top-Level Managements durch rechtswidrige Praktiken.

Damit einhergehend wurde auch gegen den Wert Qualität verstoßen, denn die Geschäftspraktiken fernab des legalen Rahmens widersprechen allen Anforderungen an die Qualität eines FinTech-Unternehmens als Global Player in jeglicher Hinsicht.

Bei genauerer Betrachtung des operativen Geschäfts fällt auf, dass die Dienstleitungen der Wirecard AG keine bahnbrechenden Innovationen darboten. Ganz im Gegenteil: Bargeldlose Transaktionen wurden von Kreditinstituten bereits Jahrzehnte vorher angeboten. Ebenso gab es bereits mehrere Unternehmen, die sich auf das Risikomanagement und die Risikobewertung spezialisiert haben.

Den Wert Nachhaltigkeit hat die Wirecard AG ebenfalls gebrochen, denn von den Milliardenbeträgen des Unternehmens an der Börse und auf den Geschäftskonten in Deutschland und im Ausland ist nichts mehr übrig. Das Unternehmen konnte nicht nachhaltig wachsen und das Geld ist im Endeffekt veruntreut worden und verschwunden.

Je nachdem wie zynisch diese Diskussion geführt wird, wären die einzigen erfüllten Werte Leidenschaft und Geschicklichkeit, denn der Betrug in solchen Maßstäben muss von langer Hand geplant werden, um erfolgreich realisiert zu werden. Nüchtern betrachtet sind die Werte Leidenschaft und Geschicklichkeit jedoch auch nicht erfüllt worden, denn Geschicklichkeit setzt vorausschauendes Handeln voraus und Leidenschaft wiederum Zusammenfassend lässt sich sagen, dass das Unternehmen in ganzer Linie schwerwiegend und dogmatisch gegen die eigene Mission, die Vision und die Grundwerte verstoßen hat.

5.4 Konsequenzen

Tab. 6: Mögliche Konsequenzen für interne und externe Stakeholder (eigene Darstellung)

Interne Stakeholder	Management	Da das Management der Wirecard AG bekanntermaßen von den grob fahrlässigen Geschäftspraktiken wusste und sie willentlich gegen die ehtisch-moralischen Werte verstoßen haben, so ist die einzig rationale Konsequenz sie des Dienstes zu entheben oder wie in diesem Fall sie vor ein Gericht zu stellen und sie zu verurteilen. Einen so massiven wirtschaftlichen Schaden herbei zu führen und sich persönlich daran zu bereichern ist eine Straftat und zeugt von hoher krimineller Energie.
	Mitarbeiter	Falls sich einzelne Mitarbeiter vollständig mit den Werten und der Vision identizifieren konnten und von dem Top-Level Management getäuscht wurden, so werden diese sicherlich das Vertrauen in die Führungsposition und somit die Motivation verloren haben. Nach Bekanntmachung der Insolvenz wird es zu einem massiven Stellenabbau gekommen sein, sodass der worst case für die Mitarbeiter letztendlich die Entlassung ist.
Externe Stakeholder	Investoren	Rasche Abverkäufe der Aktien und der Wert im freien Fall haben zur Folge, dass viele Anleger hohe Verluste hinnehmen mussten, denn die Aktie wurde nach dem Skandal wie sogenannte Penny Stocks gehandelt. Die Aktie wird wahrscheinlich keinen Auftrieb mehr erleben, da das Unternehmensimage sehr schlecht ist.
	Kunden	Kunden der Wirecard AG sind gezwungen sich nach Alternativen umzusehen, denn das insolvente Unternehmen hat seine Tätigkeit eingestellt. Alle Kunden sind abgesprungen und durch den Skandal, so fern das Unternehmen wieder aktiv werden sollte, wird sich die Kundenakquise sehr schwierig gestalten.

6 Literaturverzeichnis

Boyd, K. (2020). Change – eine Führungskoalition aufbauen. Zugriff am 26.12.2023. Verfügbar unter: https://mitarbeiterfuehren.com/change/change-eine-fuehrungs-koalition-aufbauen/

Comparably Inc. (o.J.) Wirecard Company Information. Zugriff am 04.01.2024. Verfügbar unter: https://www.comparably.com/companies/wirecard

ControllingWiki. (2019). *Strategieimplementierung.* Zugriff am 29.12.2023. Verfügbar unter: https://www.controlling-wiki.com/de/index.php/Strategieimplementierung

Corsten, H., Corsten, M. (2012). *Einführung in das strategische Management* (Bd. 8487). Konstanz: UVK Universitätsverlag.

Diehl, A. (2023). Kotter Change Management – Ein 8 Stufen Modell für erfolgreiche Veränderungen. Zugriff am 24.12.2023. Verfügbar unter https://digitaleneuordnung.de/blog/kotter-modell/

Gökce, K. (2014). *Erfolgreiches Change Management mit Kotters 8-Stufen Modell.* Zugriff am 26.12.2023 unter https://www.evolutionizer.com/blog/change-management-kotters-8-stufen-modell

Helmold, M. (2023): *Wettbewerbsvorteile entlang der Supply Chain sichern. Best-Practice-Beispiele in Beschaffung, Produktion, Marketing und anderen Funktionen der betriebswirtschaftlichen Wertschöpfungskette.* Wiesbaden: Springer Nature.

Kaplan, R. S., Norton, D. P., Horváth, P. (2001). *Die strategiefokussierte Organisation. Führen mit der balanced scorecard.* Stuttgart: Schäffer-Poschel.

Karami, B. (2022). Wirecard: Das kollektive Kontrollversagen – Ein Fall für die Lehrbücher. In B. Karami (Hrsg*.), Skandalfall Wirecard: Eine wissenschaftlich-fundierte interdisziplinäre Analyse. Problemaufriss – Rechtsrahmen – Lehren für die Zukunft.* Wiesbaden: Springer.

Kotter, J. P. (o.J.) *Die Kraft der zwei Systeme. Wie man Innovationen erfolgreich vorant reibt und strategische Veränderungen schnell umsetzt.* Zugriff am 24.12.2023. Verfügbar unter https://www.interconsilium.de/wp-content/uploads/2019/12/Interconsilium-Kotter_Wie-man-Innovationen-vorantreibt-und-strategische-Ver%C3%A4nderungen-schnell-umsetzt.pdf

Kotter, J. P. (2015). Die Kraft der zwei Systeme. *Harvard Business Manager (Spezial)*, 80-93.

Mott, B. (2020). *Balanced Scorecard zur Unternehmensbetrachtung.* Zugriff am 02.01.2024. Verfügbar unter: https://www.bachelorprint.de/methodik/balanced-scorecard/

Nagel, R., Wimmer, R. (2009). Systemische Strategieentwicklung. Modelle und Instrumente für Berater und Entscheider (5., aktualisierte und erweiterte Auflage). Stuttgart: Schäffer-Poeschel.

Reisinger, S., Gattringer, R., Strehl, F. (2013). *Strategisches Management. Grundlagen für Studium und Praxis.* München: Pearson.
Russel-Walling, E. (2007). *50 Schlüsselideen Management.* Heidelberg: Springer.

Stolzenberg, K, Herberle, K. (2023). *Change Management. Veränderungsprozess erfolgreich gestalten – Mitarbeiter mobilsieren. Vision, Kommunikation, Beteiligung, Qualifizierung* (4. Aufl.). Berlin: Springer.

Weber, W., Kabst, R. (2006). *Einführung in die Betriebswirtschaftslehre.* Wiesbaden: Gabler.

7 Abbildungs- und Tabellenverzeichnis

7.1 Abbildungsverzeichnis

7.2 Tabellenverzeichnis